AF404497

Dr Henri GALVIN

DE L'UNIVERSITÉ DE PARIS

ÉTUDE

SUR

QUELQUES ÉCHECS DE BASIOTRIPSIE

PARIS

OLLIER-HENRY

LIBRAIRE ÉDITEUR

8, Rue Casimir-Delavigne

Anciennement 13, rue de l'École-de-Médecine

1904

Dr Henri GALVIN

DE L'UNIVERSITÉ DE PARIS

ÉTUDE

SUR

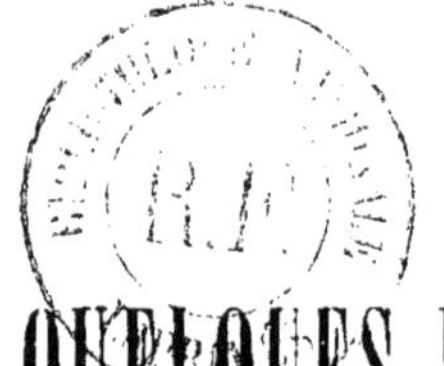

QUELQUES ÉCHECS DE BASIOTRIPSIE

PARIS

OLLIER-HENRY

LIBRAIRE ÉDITEUR

8, RUE CASIMIR-DELAVIGNE

Anciennement 13, rue de l'Ecole-de-Médecine

1904

A LA MÉMOIRE DE MON PÈRE

A MA MÈRE

A MES PARENTS ET AMIS

A MM. LES PROFESSEURS DERVILLE ET DESPLATS

M. Demelin.

MM. Jeannin et Valency ont bien voulu nous donner de
précieux conseils et des renseignements importants, qu'ils
veuillent bien recevoir l'expression de notre gratitude.

M. le Pr BUDIN, après nous avoir fait aimer l'art obsté-
trical, a bien voulu accepter la présidence de notre thèse ;
nous apprécions le grand honneur qu'il nous fait et l'en
remercions vivement.

HISTORIQUE

Il y a dans la pratique obstétricale des cas malheureux, où l'accoucheur se voit dans la douloureuse nécessité de mutiler le fœtus pour l'extraire du sein de sa mère.

Des progrès incessants ont rendu très rares ces cas également funestes pour la parturiente, dans un temps où l'antisepsie était d'une rigueur si souvent mortelle pour les accouchées.

Aujourd'hui, si l'enfant est vivant, lui seul est sacrifié, la mère survit, et toujours, sauf dans les exceptions où la nature a poussé trop loin les dangereuses anomalies du travail.

Ils sont nombreux les savants accoucheurs qui ont enrichi la science obstétricale de principes et d'instruments nouveaux ; et c'est pour nous un agréable devoir de rappeler quelques noms, et de résumer les grandes étapes de l'embryotomie, de Mauriceau à Tarnier.

Nous ne ferons que signaler les embryotomies rachidienne et viscérale, elle n'a pas trait à notre étude.

L'embryotomie céphalique, la seule qui nous intéresse, porte sur cette partie de la tête constituée par le crâne dont on veut réduire les diamètres.

Dans certains cas, il suffit de réduire les diamètres de la voûte du crâne, dans d'autres il est nécessaire d'obtenir la diminution des diamètres de la base. De là deux opérations distinctes.

Pour obtenir la réduction de la voûte, il faut vider le crâne de son contenu.

Beaucoup d'instruments ont été employés dans ce but, depuis la serpette de Mauriceau, les ciseaux tranchants en dehors de Smellie, de Chailly, etc., les perforateurs en foret, en trépan, jusqu'au perforateur de Blot, le plus ingénieux de tous.

Il est constitué par deux lames qui glissent l'une sur l'autre comme deux branches de ciseau ; les deux lames ont un bord tranchant et un bord mousse, chaque bord mousse recouvrant, au fermé, le bord tranchant de l'autre, et protégeant ainsi les parties maternelles.

Parfait pour son rôle, il est insuffisant dans beaucoup de cas, où il faut réduire non seulement la voûte mais aussi la base du crâne.

Ce n'est qu'un excellent perforateur.

En 1829, Baudelocque neveu imagina un broyeur, le

céphalotribe. C'était une sorte de forceps à cuillers très épaisses, et dont les manches étaient resserrés par une vis à manivelle. Cet instrument broyait très bien quand il tenait la tête ; il fut perfectionné pour bien la saisir ; Cazeaux lui donna la courbure pelvienne, et comme il glissait très facilement, Chailly recourba ses extrémités et Depaul les munit de crochets.

Avec ce bon broyeur, même quand il tenait bien, il était très difficile d'extraire. Paul Dubois, par exemple, après une séance de céphalotripsie, plus ou moins prolongée, mais non suivie de succès quant à l'extraction du fœtus, laissait la femme se reposer plusieurs heures, et recommençait ensuite si l'expulsion du fœtus mutilé ne s'était pas produite spontanément.

Pajot préconisait la céphalotripsie répétée sans tractions. Tarnier lui-même, après avoir perfectionné le céphalotribe, conseillait, une fois la base détruite, d'aller chercher les pieds et de faire la version pour terminer l'accouchement.

Un nouvel instrument, le cranioclaste, vint sur la place opératoire remplir les desiderata de l'extraction.

Simpson en 1860 en donna le principe : une pince à deux mors, l'un fenêtré, l'autre massif et s'emboîtant dans la rainure du précédent.

La tête était solidement fixée, et l'extraction facile surtout quand Braun puis Barnes eurent ajouté sur les manches, une vis de pression.

Pour broyer on devait, à l'aide d'applications successives, briser les différents os du crâne, opération restée toujours très incomplète.

« En résumé, le cranioclaste s'il permettait d'avoir une prise solide sur la tête, constituait un médiocre instrument de broiement (1) ». C'est un excellent extracteur.

Auvard combina la céphalotribe et la cranioclaste, mais il faut en arriver à Tarnier en 1883, pour avoir un instrument réunissant à la fois les avantages du perforateur, du céphalotribe et du cranioclaste : le basiotribe.

En voici la description donnée par Tarnier.

« Cet instrument se compose de 3 branches d'inégale longueur, étagées, et d'une vis d'écrasement. Sa longueur totale est de 41 centimètres. Quand il est articulé et serré, sa largeur d'un côté à l'autre est de 4 centimètres, si on le mesure d'avant en arrière on trouve 4 c. 1/2 dans sa partie la plus large de l'extrémité des cuillers. La mediane la plus courte, porte un perforateur quadrangulaire que l'on fait pénétrer dans le crâne. Dès que l'extrémité de ce perforateur est entrée dans la cavité cranienne, on le pousse doucement jusqu'à ce que sa pointe soit arrêtée par la résistance de la base avec laquelle elle devra rester en contact jusqu'à la fin de l'opération.

La branche gauche est ensuite appliquée comme s'il s'agissait du forceps, et articulée avec la branche médiane.

Branche médiane et branche gauche sont alors rapprochées par la vis d'écrasement et broient une moitié de la tête. Un petit crochet maintient ces 2 branches rapprochées, pendant qu'on enlève la vis d'écrasement.

(1) Budin et Demelin, p. 1109.
(2) Budin et Demelin, p. 1109.

La branche droite, la plus longue de toutes, est ensuite appliquée et articulée comme la branche droite d'un forceps, et la vis d'écrasement mise de nouveau en place rapproche cette branche des 2 premières. La tête est ainsi écrasée en 2 broiements successifs, moitié par moitié, puis l'on procède à son extraction ».

Cet instrument présenté par Bar au Congrès de Copenhague en 1884, fut trouvé très ingénieux, mais critiqué sur certains points de détail.

Simpson tout en reconnaissant ses avantages, prévoit les difficultés d'extraction par allongement du diamètre opposé à celui de l'applatissement.

Le professeur Muller, de Berne, fait la même remarque, ajoutant que cet allongement de diamètre en un sens, ne manquerait pas de traumatiser fortement l'utérus surtout dans les bassins rétrécis.

Dans la même année Truzzi fit une série de 9 expériences, sur des bassins viciés et des fœtus à terme. Dans 2 cas le basiotribe ne suffit pas pour pratiquer l'extraction ; l'opérateur dut terminer avec le cranioclaste.

1er cas.	Bassin		4, 1
	fœtus.	B. P.	9, 4
		O. F.	12.

« Malgré une excérébration soigneuse 2 bosses latérales dures comme la pierre » empêchaient la tête de passer.

Ce passage fut affectué avec la cranioclaste « qui laissa la tête se mouler à la filière pelvienne ».

Une 2ᵉ expérience sur bassin de 5, 1 se présente et se termine dans les mêmes conditions.

Truzzi reconnaît que le broiement se fait bien, que la prise ne peut être ni plus solide ni plus sûre, mais la malléabilité céphalique n'existe presque plus après le broiement.

Pour corriger cet inconvénient Truzzi construit un basiotribe qui, la branche droite étant enlevée, laisse en place un cranioclaste type pour l'extraction.

Pinard expérimenta ensuite sur mannequin Budin-Pinard, en réglant le diamètre utile de 4,5 à 7 c. Dans quelques cas, après un broiement complet, l'extraction impossible, toujours à cause des « bosses latérales » plus ou moins inégales, est rendue très facile par une seconde application de basiotribe.

Pinard conclut que l'extraction est facile quand « la prise est régulière et les bosses latérales égales » Si même dans ce cas elle est impossible, faire une seconde basiotripsie, ce qui est plus commode que le procédé de Truzzi.

En 1885, Pugliati, après un beau succès sur une femme rachitique, fit des expériences sur mannequin.

Sur un bassin de 5, les bosses latérales empêchent l'extraction ; sur d'autres tout réussit.

Dans un cas la tête est détachée du tronc sans que le basiotribe lâche prise.

Pugliati ne croit pas à l'efficacité de la prise régulière de Pinard ; pour lui « l'inégale distribution de la substance encéphalique qui reste dans la cavité du crâne explique suffisamment cette difficulté d'extraction », d'où le principe de favoriser l'évacuation de la masse encéphalique. Le cranioclaste, lui, reste incontestablement supérieur.

En 1889, dans son livre sur l'Embryotomie céphalique, Bar publie le résultat de 14 observations *in vivo*. Le succès fut constant.

Dans un cas, le fœtus étant hydrocéphale, on eut besoin de faire une seconde basiotripsie pour saisir et broyer la base.

Dans un autre, nous laissons la parole à Bar.

« Les résultats donnés par le broiement, étaient analogues à ceux obtenus dans les observations précédentes et, si j'avais extrait avec peine la tête, je crois devoir attribuer les difficultés que j'éprouvais à la rétraction du muscle utérin sur le fœtus. La tétanisation était telle, que pendant la rotation qui avait précédé l'extraction, la tête avait entraîné le segment inférieur qui avait tourné avec elle ».

Bar conclut fatalement que le basiotribe est un excellent instrument (1).

De plus, il voudrait, ce qu'il réalisera également avec son basiotribe que, suivant que la tête est en présentation, droite ou gauche, on put avec un même instrument appliquer première, la branche droite ou la branche gauche.

Il semble résulter de ces expériences, que le broiement est parfait, la prise très solide, et que le principal obstacle

---

(1) Mais plutôt que de faire des basiotripsies répétées, il préfère extraire le fœtus avec le cranioclaste, plus tard avec son basiotribe à la Truzzi, transformable en un cranioclaste, pour laisser à la tête sa malléabilité.

à l'extraction déjà atténué par la rotation, les « 2 bosses latérales dures comme la pierre », perdent de leur consistance *in vivo*.

Est-ce parce qu'en clinique on considère comme imprudente la basiotripsie sur des bassins de 5 ?

Est-ce que, même chez une chloroformée, la résistance de la matrice et des parties molles à l'allongement dans un sens, contribuerait mieux à vider le crâne que la résistance de l'air ambiant dans les bassins de Truzzi, et les mannequins de Pinard et de Pugliati ?

Il se pourrait et les schémas théoriques à déductions absolues appartiennent nous le croyons exclusivement aux Sciences exactes.

Aussi avons nous été à peine surpris, d'apprendre que le basiotribe Tarnier, universellement adopté, et vainqueur de toutes les dystocies de son ressort avait dans 3 cas échoué d'une façon définitive.

OBSERVATION I (Mr le Dr DEMELIN).

En janvier 1896 nous avons été appelés le docteur Landais et moi à donner des soins à Me B.. dans les conditions suivantes. Me B.. était arrivée au terme de sa 3e grossesse. Agée de 39 ans et bien constituée, elle avait eu deux premiers accouchements normaux : les enfants nés vivants étaient morts plus tard, l'un à 2 ans 1/2, l'autre à 5 ans.

Cette troisième grossesse avait été bonne, sans incident notable. Pas d'albuminerie.

Les premieres douleurs du travail commencent le 17 janvier. L'accouchement marche lentement. Le 18 vers 10 heures du matin, un confrère tente une application de forceps qui échoue. A 6 heures du soir Mlle Landais est appelée. Elle constate une présentation du sommet à la partie supérieure de l'excavation, un bassin normal, des membranes rompues, une dilatation de l'orifice utérin large comme une pièce de 5 francs. Les battements du cœur fœtal sont bons et la mère en parfait état. Aussi mon confrère conseille-t-il d'attendre.

La famille demande alors aux deux autres confrères qui confirment les déclarations du Dr Landais et concluent dans le même sens.

Les bruits du cœur fœtal se maintiennent bons, la dilatation du col s'achève lentement.

Elle est complète le 19 janvier à 2 heures du matin environ. A 3 heures les choses n'avançant pas. on donne du chloroforme et l'un des confrères applique le forceps Levret. L'instrumént dérape et la tête fœtale paraît être remontée au dessus du détroit supérieur ; plusieurs applications infructueuses suivent.

Le deuxième confrère essaie alors plusieurs applications de forceps, d'abord avec le Levret, ensuite avec le Tarnier, le tout sans résultat.

Le Dr Landais est à son tour invité à intervenir. Elle offre de faire la version. Faute d'accord elle fait une application de forceps sur une tête absolument mobile au dessus du détroit supérieur.

Cette opération est, comme les précédentes, infructueuse.

Le Dr Landais propose de nouveau la version. Faute d'accord on laisse reposer la malade. On suspend le chloroforme ; il est 6 heures du matin. La malade a été sous l'influence de l'anesthésique pendant 3 heures, et a subi une dizaine d'applications de forceps.

On me fait venir à mon tour.

Je trouve Me B. réveillée, souffrant peu, en bon état, sans lésions génitales notables. L'enfant est certainement volumineux, mais les battements du cœur ne s'entendent plus. L'utérus est fortement rétracté, tendu sur le fœtus, sans sonorité à la percussion. Il n'y a d'ailleurs pas de fièvre, ni aucun signe de putréfaction intra-utérine. La tête fœtale est très élevée en O. I. G. P.; elle est mal ossifiée avec des os qui chevauchent et qui donnent au doigt la sensation d'une tête de macéré.

Il n'en est rien cependant, puisque les bruits du cœur ont été perçus quelques heures auparavant.

Je n'ai aucune tendance à revenir au forceps; l'enfant étant mort, je pense terminer rapidement l'accouchement avec le basiotribe.

Le bassin est normal, le col largement dilaté, et la seule difficulté paraît devoir venir de la mobilité de la tête.

On donne de nouveau le chloroforme. J'applique le basiotribe sans peine et suivant les règles habituelles ; je tire et constate avec étonnement que l'instrument dérape ; c'est la première fois que je voyais pareil insuccès, soit entre mes mains, soit entre les mains des accoucheurs que j'avais vus opérer avec le basiotribe Tarnier. Je recommence une seconde tentative mais sans plus de succès. Ni forceps ni basiotribe, que restait-il? La version, mais dans un uterus vide de liquide amniotique et fortement rétracté sur un fœtus volumineux.

J'introduis la main, je déplace aisément la tête, mais pour aller plus haut et trouver un pied. je suis obligé de faire des efforts prolongés, soutenus, modérés quand même, en raison de la rétraction utérine. J'arrive avec bien de la peine à saisir un pied ; j'essaie prudemment de faire l'évolution, tout en prenant de grandes précautions, pour éviter la rupture utérine ; je tire en vain : le fœtus est enserré comme dans un étau.

Des lames osseuses appartenant à la voûte du crâne broyé ont traversé le cuir chevelu ; je les extrais ; elles sont minces, mal ossifiées, comme parcheminées. Pour diminuer le volume du tronc, j'abaisse après beaucoup de fatigues et de temps un bras dans le vagin, mais sans autre résultat.

J'étais dans un tel état de fatigue, malgré l'aide du Dr Landais qui, de temps en temps, me remplaçait dans les essais de version ou d'abaissement du bras, que les deux autres confrères me conseillaient de mettre simplement un tampon de gaze iodoformés dans le vagin et d'abandonner la partie.

Enfin je me décidai à faire l'embryotomie, c'est-à-dire à l'éviscération pour arriver ensuite à la version forcée.

Avec de nouvelles peines j'introduisis les ciseaux de Dubois,
et fis une large brêche au thorax et à l'abdomen, puis je pra-
tiquai l'éviscération. Le fœtus vidé, je retrouvai un pied et fis
l'évolution. L'extraction du fœtus éviscéré et préalablement
broyé fut une nouvelle phase de cette opération non moins fati-
gante que les précédentes.

Enfin de compte l'accouchement fut terminé.

Depuis la première basiotripsie jusqu'à la fin de l'accouchement, il s'était écoulé plus de deux heures pendant lesquelles
la malade avait été soumise aux inhalations de chloroforme.

En extrayant le placenta, volumineux lui aussi, je reconnus
que les voies génitales n'étaient pas rompues. Pas de déchirures
de l'utérus ni du vagin, quelques lésions vulvaires seulement et
sans importance.

Le soir de l'accouchement, l'état de Mme B. était aussi satis-
faisant que possible. Pas de fièvre, 37°8, pas de douleurs abdo_
minales, réveil complet. En somme, nous espérons que les suites
seront peu incidentées.

Le lendemain, 20 janvier, la température est à 36°5; même
état le 21 dans la journée; pourtant le soir il y à de l'agitation·
Elle persiste le mercredi 22 et ce jour-là on note de l'albuminerie, de l'ictère et de la fétidité des lochies. Le ventre est indo-
lent et l'intelligence intacte. Infection utérine, température normale.

Le 23 la température est encore à 36°2 et 36°3, l'intelligence
est obtuse; la malade reconnaît les gens qui l'approchent mais
ne parle plus.

Le foie déborde les fausses côtes, il est douloureux au toucher,
l'ictère continue. Il y a très peu d'albumine, mais encore des
pigments biliaires dans l'urine, souffle cardiaque au foyer de la
tricuspide.

Le 24, la fièvre monte et atteint 39°; les lochies sont très fétides; le ventre un peu douloureux au palper, malgré le coma où
est plongée la malade; l'ictère continue. Les urines sont abondantes (3 litres); elles contiennent de la bile sans albumine;

tous les éléments normaux sont augmentés, sauf les chlorures qui sont diminués (analyse de M. Vinter). Injections utérines à l'iode et au permanganate, lotious froides, piqûres de sérum artificiel, etc. ; la malade ouvre les yeux quand on l'appelle, mais ne parle plus.

Le 25 le coma continue, ainsi que l'ictère, mais la température est normale.

Le 26 amélioration légère.

Le 27 la malade parle, mais la langue est un peu embarrassée.

Le 28 il y a encore un peu d'ictère, l'urine est toujours bilieuse, urobilinerie notable ; mais l'état général est bon.

Le 4 février Mme B, est en pleine convalescence ; elle s'est rétablie complètement.

Ces accidents de convalescence semblent relever d'une intoxication chloroformique.

OBSERVATION II (M. le Dr Potocki).

Le 26 février 1887, entra à la maternité une femme qui ne savait à quel âge elle avait marché. A 3 ans, elle aurait eu une coxalgie et on trouve encore les traces des cicatrices des trajets fistuleux, auxquels la suppuration a donné naissance.

Ankylose de la hanche gauche. Bassin applati à gauche. Diamètre promonto sous-pubien 7,5. Accouche une première fois il y a 2 ans d'un enfant mort.

Enceinte pour la deuxième fois et à terme.

Tête dans la fosse iliaque gauche. Siège dans le flanc droit.

OIG. Enfant vivant.

Dans l'après-midi on donne un bain. Rupture spontanée des membranes. Etablissement du travail. Contractions fréquentes énergiques régulières très douloureuses, mais sans modifica-

tions du col parce que la partie fœtale n'appuie pas sur le segment
inférieur.

A 8 h. 1/2 du soir, Mme Henry prie M. Potocki d'administrer
le chloroforme à la femme dans un but prophylactique pour prévenir une rupture d'utérus.

Les contractions sont en effet subintrantes, horriblement douloureuses, très énergiques; l'utérus est exactement moulé sur le
fœtus, et présente une forme irrégulière. Le segment inférieur
est très aminci.

En bas on trouve la saillie considérable formée par la tête en
haut et à droite une autre saillie formée par le siège. Entre ces
deux tumeurs, une profonde dépression. Mme Henry fait man-
der M. Tarnier qui arrive à la maternité à 11 h. 1/2.

Il y a environ deux heures et demie que la femme est soumise
aux inhalations de chroroforme. L'anesthésie n'est pas complète,
la résolution n'existe pas ; cependant les pupilles sont contrac-
tées et la malade n'accuse presque plus de douleur.

A noter que les contractions utérines, immédiatement après le
début de la chloroformisation, sont devenues :

1° moins frequentes : une toutes les 5 minutes, et revenant
très régulièrement.

2° moins intenses et de bien moindre durée.

M. Tarnier fait d'abord une application de forceps, mais rien
ne descend. Il applique alors le basiotribe. (Les détails de l'application ont été bien expliqués le lendemain par M. Tarnier à
sa visite).

Le perforateur a été difficile à introduire, parce que l'orifice
était loin d'être assez dilaté ; il fallait prendre garde de ne pas
léser les lèvres du col qui venaient se placer devant le perforateur.

Perforation, évacuation des matières cérébrales.

Application de la branche gauche, articulation de cette branche avec le perforateur; aucun broiement n'est nécessaire pour
l'obtenir.

M. Tarnier exerce alors une légère traction en bas pour s'as-
surer du degré de la prise.

Introduction puis articulation de la branche droite ; le broiement est médiocre ; trcations énergiques ; le basiotribe sort en entraînant un pariétal.

La tête n'est pas engagée.

M. Tarnier applique alors le forceps, dans l'espoir que la tête broyée serait entraînée par cet instrument. Rien ne descend malgré ses tractions énergiques.

Nouvelle application du basiotribe dans les mêmes conditions, c'est-à dire sans perforateur ; nouveau bras entraîné.

M. Tarnier renonce alors à extraire le fœtus la tête la première ; il prie Mme Henry de faire la version, et c'est avec toutes les peines du monde que la sage-femme en chef de la Maternité arrive à manœuvrer dans ce bassin si étroit et si irrégulier. Extraction pénible.

A un moment, le tronc étant déjà en dehors on croit, que le cou va se rompre ; il n'en est heureusement rien, et M. Tarnier est obligé d'unir ses efforts à ceux de Mme Henry pour entraîner la tête.

La voûte du crâne est broyée, la base est à peu près intacte. Fœtus de volume moyen.

L'utérus reste très volumineux après la sortie du fœtus. Il est surtout très développé et très dur en haut et à droite. Les sensations sont les mêmes que celles qui seraient fournies par un gros fibrome, un enchâtonnement du placenta ou une rupture utérine.

Mais il n'y a rien de tout cela.

On a simplement affaire à contraction locale de l'utérus au niveau des membranes restées adhérentes au fond de l'organe.

Dès que la délivrance est complète l'utérus reprend sa forme normale.

Pas d'hémorragies post partum, malgré une chloroformisa·tion prolongée pendant 3 heures 1/4.

M. Tarnier dit qu'il a fait la faute de tirer sur le basiotribe avant d'articuler la branche droite ; cette traction a eu pour effet de fléchir la tête, de relever la face et par conséquent, en éloignant celle-ci de la branche droite, de rendre la prise insuffisante.

Il croit que dans les gauches, il faudra au contraire, dorénavant, relever l'instrument après avoir introduit la branche droite aussi haut que possible, pour obtenir un certain degré de déflexion.

Mme Henry ayant objecté à M. Tarnier que le basiotribe était peut-être trop petit pour le cas particulier. M. Tarnier répond qu'il ne le croit pas et que la faute a été dans la mauvaise application.

M. Tarnier dit encore que cette règle ne peut pas s'appliquer aux droites et qu'il faudrait pour être parfait avoir un autre instrument pour les droites ; mais cela ferait deux instruments au lieu d'un, ce qui est mauvais. Il dit aussi qu'en ajoutant un pivot à l'instrument, on pourrait peut-être adapter également bien la branche droite la première, ou la gauche indifféremment.

Il me dit de faire des recherches cadavériques sur ce point de l'application du basiotribe.

Ces recherches m'ont montré que le petit broiement étant effectué, le fait de remonter la tête ne change en rien les rapports de cette tête avec la branche droite, parce que la tête étant fixée aux deux premières pièces du basiotribe est dans une situation qui reste immobile par rapport à la branche droite.

La seule façon d'obtenir la déflexion est de soulever l'occiput avec le perforateur, avant de l'articuler avec la branche gauche, et dans ce cas, au moment où on opère cette articulation, la tête se remet dans sa situation première qu'on l'étende ou non ; elle ne s'en place pas moins de la même façon entre le perforateur et la branche gauche. L'essentiel c'est de bien tenir la pointe du perforateur le plus haut possible ; dès l'instant que cette pointe n'est pas fixée dans la tête, elle glisse sur la base du crâne et vient presque toujours se mettre en contact avec l'écaille de l'occipital, d'où l'absence de broiement avant la première articulation.

Suite de couches naturelles, cette femme est partie à son onzième jour et en très bon état.

Observation III (M. le Dʳ Valency).

Le 18 novembre 1903, j'étais appelé à 2 heures du matin par mon confrère, le Dʳ Gagey, pour l'assister auprès de l'une de ses clientes, primipare, âgée de 27 ans, qui était en travail depuis 9 heures du soir. Cette femme était atteinte d'un rétrécissement mitral avec insuffisance, et cette lésion avait été, à plusieurs reprises, la cause de gastrorrhagies abondantes. La première gastrorrhagie se produisit à l'âge de 12 ans, la seconde à 18 ans, et depuis ces 4 dernières années, la malade a presque tous les étés des vomissements de sang abondants qui durent 3 à 4 jours.

Mme C.., est une femme de petite taille, aux membres grêles, mais qui ne présente aucune déformation rachitique. Elle a fait ses premiers pas à 9 mois et depuis, elle a marché sans interruption. La menstruation s'est établie tardivement, à 18 ans, et les règles ont été irrégulières, jusqu'à il y a 4 ans, époque de son mariage.

La grossesse qui remonte au 3 février, date des dernières règles, a évolué sans incidents, et n'a influé en rien sur la lésion cardiaque qui est très bien compensée.

Les urines analysées, à plusieurs reprises dans les deux derniers mois de la grossesse, ne contiennent pas d'albumine.

A mon arrivée, j'examine la parturiente, et je constate une présentation du sommet mobile au détroit supérieur ; le front fait saillie en avant et à gauche, le dos est à droite, les battements du cœur sont bons.

Au toucher, je trouve une dilatation de 3 centimètres environ; les membranes sont intactes ; le promontoire est accessible au loin; toute la partie inférieure du sacrum est redressée ; il existe un faux promontoire sacré ; les épines sciatiques sont légèrement saillantes ; il y a un léger rétrécissement du bassin, qui porte surtout sur le détroit moyen et inférieur. Le vagin est étroit, et ses parois peu extensibles.

Le travail est lent ; les contractions surviennent toutes les 6 minutes environ. Elles sont peu énergiques et de courte durée. Vers 4 heures du matin elles s'espacent, et de 4 à 5 heures c'est à peine s'il s'en produit 3 ou 4. Ce que voyant, je fais donner deux cachets de 0,50 de quinine à 10 minutes d'intervalle. La quinine ne produit aucun effet. A 7 heures, la dilatation est de 4 centimètres ; la poche des eaux est toujours intacte, les membranes paraissent très résistantes. Les contractions devenant de plus de plus rares, je fais donner un bain chaud d'une heure à la malade. Dès lors, le travail reprend, les contractions sont plus fréquentes, mais elles n'ont aucun effet sur la dilatation qui à midi est encore stationnaire.

Un nouvel examen pratiqué à 5 heures permet de constater une dilatation de 7 à 8 centimètres. La tête est toujours mobile au détroit supérieur. Etant donnée la résistance des membranes, je pense que c'est la couche de liquide amniotique interposée entre elles et la tête, qui empêche celle-ci d'effectuer sa descente.

J'ouvre la poche des eaux avec un perce-membranes, laissant deux doigts dans les organes génitaux afin de modérer la sortie du liquide amniotique qui s'écoule normal.

Je sens la tête descendre lentement, et arriver à la partie supérieure de l'excavation.

L'auscultation est pratiquée avec soin toutes les 10 minutes. Vers 6 h. 1/2, les bruits du cœur fœtal deviennent sourds et irréguliers, tantôt lents, tantôt précipités.

Le liquide amniotique s'écoule verdâtre. La dilatation étant presque complète, il reste à peine un petit bourrelet du col, je me mets en devoir de terminer l'accouchement par une application de forceps. Anesthésie au chloroforme.

La tête est à la partie supérieure de l'excavation, la suture sagittale dans le diamètre antéro-postérieur, la fontanelle postérieure en arrière vers le sacrum.

La branche gauche du forceps est introduite profondément en arrière et à gauche ; la branche droite est introduite en arrière et à droite ; mouvement de spire de Mme la Chapelle ; articulation, et pose du tracteur. Après m'être assuré que j'avais saisi régulièrement la tête, et rien que la tête, j'exerçai une traction forte et soutenue pendant une contraction. Il me sembla que la tête descendait, mais, dès que, après la contraction, j'eus lâché mon forceps, je vis l'instrument remonter dans les organes génitaux. Au moment d'une nouvelle contraction, j'exerçai une nouvelle traction plus forte qui n'eut d'autre résultat que de faire déraper le forceps.

L'instrument est remis en place et la tête solidement prise, nouvelles tractions, nouveau dérapement.

Regardant alors le ventre de la parturiente, je remarque que l'utérus est allongé dans le sens longitudinal, et qu'un peu au-dessous de l'ombilic existe un étranglement qui donne à l'organe l'aspect caractéristique du sablier. Le diagnostic de rétraction de l'anneau de Bandl s'impose.

Un toucher profond me permet de constater entre la tête et la paroi gauche du bassin, la présence du cordon et d'une main qui sont latérocidents.

En allant plus haut pour rechercher les pieds et tenter une version, je trouve autour du cou du fœtus et appliquée sur ses épaules une saillie musculaire très épaisse et très résistante : c'est l'anneau de Bandl qui est fortement rétracté et qui oppose un obstacle infranchissable, même dans l'intervalle des contractions, à la main qui va à la recherche des pieds.

Je tente alors une troisième application de forceps, espérant que, en exerçant des tractions soutenues et modérées dans l'intervalle des contractions, j'arriverais à triompher de l'obstacle. Mon espoir est déçu et pour la 3e fois mon instrument dérape.

Pendant ces manœuvres le cordon a fait procidence et les battements ont disparu dans la tige funiculaire.

Espérant qu'avec une prise solide comme celle que donne le basiotribe, j'arriverais à extraire le fœtus, je tente une basiotripsie. A 8 heures du soir, je fais la perforation du crâne au niveau de la suture sagittale avec le perforateur de Blot, pendant que le Dr Gagey maintient la tête au détroit supérieur.

Je remplace ensuite le perforateur de Blot par celui du basiotribe. Cependant qu'un aide le maintient appliqué contre la base du crâne, je place la branche gauche de l'instrument. Pendant cette manœuvre, mon aide se relâche, le perforateur n'appuie plus contre la base du crâne, de sorte qu'au lieu de faire le petit broiement j'obtiens une véritable énucléation de la tête.

Fatigué et désespérant de triompher de ces difficultés, avec lesquelles je suis aux prises, je prie M. le Dʳ Demelin de vouloir bien m'aider à terminer cet accouchement.

M. Demelin arrive à 9 heures 1/4, examine la malade et confirme point par point mon diagnostic.

La tête est déjà à demi broyée, et le cuir chevelu du côté gauche est décollé. Dans le vagin se trouvent le cordon et la main gauche qui font procidence.

M. Demelin fait une application de basiotribe. La tête et le perforateur sont bien maintenus et M. Demelin peut saisir solidement la partie fœtale. Les doigts de la main gauche et le cordon sont pris dans l'instrument; M. Demelin les sectionne. Des tractions modérées sont exercées dans l'intervalle des contractions, le fœtus ne progresse pas, l'obstacle demeure infranchissable et le basiotribe dérape.

Etant donnée la gravité de la situation nous décidons la famille à laisser transporter la malade à la clinique Tarnier, où l'on aurait toutes les facilités pour terminer l'accouchement.

Mme C... est amenée à la clinique, à 10 heures 1/4, M. le professeur Budin est aussitôt mis au courant de la situation. Il est d'avis de laisser reposer la malade et d'attendre au lendemain matin. Il recommande de la surveiller très attentivement, de lui injecter dans la nuit 2 ou 3 seringues de 0,01 de morphine, et 2 ou 300 grammes de sérum. Il en est ainsi fait.

Pendant la nuit, les contractions sont rares et la malade repose. Le lendemain à 8 heures, la forme en sablier de l'utérus est encore nette, mais beaucoup moins accusée; il semble que l'utérus soit moins rétracté.

M. le professeur Budin examine la malade à 8 heures 1/2 après anesthésie au chloroforme; il trouve à la partie supérieure de l'excavation la tête complètement écrasée, réduite à l'état de galette, qui balotte comme un battant de cloche ; à côté flottent des lambeaux du cuir chevelu, la main gauche et le cordon sectionnés ; au-dessus, rétracté sur les épaules, l'anneau de Bandl qui lui, semble bien moins serré qu'on ne le lui avait dit la veille, mais qui lui paraît devoir opposer tout de même un obstacle assez sérieux pour lui faire renoncer à une nouvelle tentative de basiotripsie. La prise de cette tête déjà broyée, serait loin d'être suffisamment solide pour permettre des tractions capables d'amener l'extraction du fœtus. Aussi, M. Budin décide-t-il d'avoir recours à la version forcée.

Il attire au dehors le membre supérieur gauche qui fait procidence et désarticule au niveau de l'épaule avec des ciseaux de Dubois, afin de se donner plus de jour.

Introduisant ensuite la main droite dans les organes génitaux, il force doucement l'anneau musculaire qui s'opposait à la descente des épaules et qui n'offre plus maintenant une aussi franche résistance que la veille, va à la recherche des pieds et amène au dehors le pied antérieur autour duquel il met un lacs.

La main droite est introduite de nouveau dans les organes génitaux et placée entre l'anneau de Bandl et la tête, de façon à former un plan incliné. Pendant qu'un aide exerce des tractions sur le lacs, M. Budin refoule la tête avec deux doigts de la main gauche et lui fait franchir l'anneau de contraction. Dès lors l'évolution ne présente plus de difficultés, et M. Budin réussit à amener assez facilement un fœtus du poids de 3.700 grammes.

L'examen de l'utérus pratiqué aussitôt, ne permet de constater aucune lésion. Les parois vaginales sont contusionnées comme après de nombreuses interventions, et il existe une déchirure superficielle du périnée.

Délivrance artificielle immédiatement après ; injection intra-utérine avec 4 litres de solution iodo-iodurée et 4 litres d'eau bouillie. La tête fœtale est réduite à l'état de galette ; le broiement qui s'est fait suivant le diamètre fronto-mastoïdien comprend la voûte et la base.

Le soir, la température est à 36°9, les pulsations à 106. Un peu d'albuminerie.

La convalescence semble devoir être bonne, mais dès le 1er jour la température monte à 37,9, les pulsations à 130. La malade est transportée à l'isolement, on croit à une infection : grandes in-jections intra-utérines, purgatifs, entéroclyse de 10 litres. Une grande débâcle se produit. La nuit est calme, malgré une température de 38° 4, et 140 pulsations.

2e jour : 38° 3. légère teinte subictérique généralisée. Troubles gastro-intestinaux, vomissements, selles très fétides; la patiente se plaint sans cause.

Vers midi : incohérences, délire, agitations puis coma.

Le soir 38°9 et 140 pulsations.

3e jour 39°,2 pouls incomptable, anorexie.

Vers 3 heures de l'après midi, légère methrorragie, épistaxis.

A 6 heures : 38°...

A 7 heures : mort.

Cette femme a succombé, l'autopsiel'a démontré, par insuffisance hépatique.

ÉTUDE D'ENSEMBLE A PROPOS
DES OBSERVATIONS

Ces 3 observations, c'est l'histoire de trois échecs absolus avec le basiotribe.

Au point de vue basiotribe que peut-on appeler échec ? Est-ce la non-réussite d'une prise, néces sitant une 2e ou 3e application de l'instrument pour terminer l'accouchement ? Evidemment non. Ce n'est là qu'une faute opératoire.

Il y a échec vrai quand un opérateur idéal est obligé, après des applications pouvant être répétées jusqu'à l'infini, dans les limites de la prudence, d'avoir recours pour finir à une autre opération que la basiotripsie.

L'éhec lui-même, au point de vue opératoire peut consister :

1° Dans l'impossibilité de faire la prise, parce que la tète est trop haute ou trop mobile, comme dans le cas typique de la tète séparée du tronc.

2° Dans l'impossibilité d'extraire par dystocie osseuse ou molle, d'où deux conséquences.

a) L'instrument lache ou sort à vide.

b) L'instrument tient bon, arrache une partie du crâne, la base reste.

Maintenant que nous avons bien établi ce que nous entendons par échec du basiotribe, nous allons déterminer les circonstances et les causes générales pouvant amener ces échecs, et nous montrerons que les 3 observations précitées, relèvent de quelques-unes de ces causes.

De plus, partant de ce principe, que échec signifie souvent contre-indication bravée, nous allons nous efforcer de déterminer lè plus compètement possible les causes de dystocie capables de constituer une contre-indication plus ou moins absolue.

Dans nos trois observations, il n'y a que des présentations du sommet, nous ferons tout de même allusion aux cas où la tête se présente dernière.

Tête première

En général, quelle que soit la présentation, les causes d'échec peuvent venir d'un côte, du fœtus, de l'autre, de la mère.

Du côté du fœtus.

L'hydrocéphalie : la tête hydrocéphale reste, quelle que soit la quantité de liquide, toujours plus longtemps qu'une tête normale au détroit supérieur. Trop grosse pour s'engager, elle sera mobile, et par conséquent difficile à fixer pour la perforation.

Le broiement sera défectueux ; le liquide se videra mal, puisque la voûte est ici fontanelle presque partout ; c'est un orifice mal béant, c'est une poire de caoutchouc chassant son contenu d'une bosse dans l'autre.

Nous avons relevé dans l'une des 14 observations de Bar que, dans un cas la tête hydrocéphale ne put être maintenue par l'aide ; il y eut prise incomplète, la voûte seule fut broyée et ramenée en morceaux.

Il fallut faire une seconde application de basiotribe pour broyer la base et extraire.

Le défaut d'ossification : la tête insuffisamment ossifiée, comme la tête hydrocéphale a beaucoup de fontanelles, et ses os chevauchent trop. Ce chevauchement s'opposera aux positions nettes de l'engagement, diamètres fœtaux dans diamètres maternels. La tête sera mobile ou facilement mobilisable. Elle se videra mal et s'énucléera. Dans l'observation Démelin Landais, nous voyons dix forceps échouer sur cette tête mobile et trop « noyau de cerise » pour des cuillers croisées. Le basiotribe lui-même avec son perforateur, saisissait mal, tenait mal, la tête s'énucléait chaque fois.

La putréfaction : le « fœtus emphysémateux » devenu excessivement friable, ses tissus, si faciles à dilacérer, ne sauraient évidemment constituer une prise solide pour le basiotribe.

La grossesse gemellaire : Il doit théoriquement y avoir des cas, où le premier fœtus accroché par le deuxième est dans l'impossibilité de descendre, même après le broiement.

Cette cause de dystocie doit plutôt appartenir au cas de jumeaux adhérents.

Telles sont les lésions ou anomalies du fœtus, qui par leur intensité peuvent, croyons-nous, constituer une cause d'échec momentané ou définitif pour le basiotribe schématiquement manié. Cependant nous considérons les causes fœtales comme d'infiniment moindre importance que les maternelles quisque le basiotribe perfore bien, broie bien et tient bien.

Du côté de la mère.

L'obstacle agira surtout, sur la prise et sur l'extraction.

Cet obstacle peut provenir du bassin et des parties molles.

1° *Du bassin.* — Tous les bassins dystociques peuvent amener des difficultés par la rencontre des pleins anormaux du bassin, avec les bosses céphaliques ; mais c'est surtout pour eux que le basiotribe a été fait ; il en triomphe.

Le véritable obstacle osseux, c'est la tumeur osseuse du détroit supérieur ou de l'excavation, c'est l'ostéo-sarcome, c'est le « pelvis obstructa ».

2° *Des parties molles*. — Quelquefois méconnue, souvent connue trop tard, la dystocie des parties molles, contre-indique dans certains cas, d'une façon absolue l'emploi du basiotribe. Cette dystocie proviendra de l'obliquité de l'utérus.

A. L'obliquité de l'utérus peut rendre impossible le placement du basiotribe, et à ce sujet nous ne pouvons mieux faire que de rapporter le résumé d'une observation obligeamment prêtée par M. le Dr Buron.

Mme X..., 37 ans, a eu un accouchement à terme, un avortement à 3 mois. En 1893, est opérée par M. Pozzi, à Broca, pour ovarite diffuse. Ignipuncture des ovaires et hystéropexie.

En 1903, cette dame remarque que son ventre grossit, elle retourne à Broca, où l'on diagnostique un fibrome utérin jusqu'à ce que les battements fœtaux indiquent la vraie nature de la tumeur.

Vers la fin de sa grosesse elle entre à la clinique Tarnier, L'utérus de cette femme se contracte au moindre palper, dans les rares intervalles où le muscle se relâche, on arrive à sentir en haut et à gauche l'extrémité céphalique, en haut et à droite les peitts membres.

Le toucher révèle un utérus nettement anteversé, l'excavation est vide.

Au dessus du pubis, une masse dure, peu large et remontant jusqu'à l'ombilic semble être l'adhérence de fixation de l'ancienne hystéropexie.

Le 8 et 9 décembre la dilatation est de 3 à 4 centimètres, on sent battre dans le col une anse de cordon ; le liquide amniotique s'écoule verdâtre, et les battements fœtaux qui avaient toujours été sourds disparaissent à leur tour.

Il faut intervenir.

Devant l'impossibilité de réduire l'anteversion, on mande M. le Pr Budin.

M. Budin trouve une dilatation presque complète, une tête très élevée et en arrière ; il constate un fort chevauchement des os du crâne. L'enfant paraît gros.

M. Budin écarte l'idée d'une intervention au forceps et au basiotribe, parce que la tête est trop élevée, parce que on traumatiserait trop fortement un utérus si enclin à la contracture, parce que, même en supposant une tête bien saisie et bien broyée, on n'aurait pas pu entraîner l'epaule solidement enclavée dans la poche antepubienne où on l'avait sentie avec le doigt.

Prévenant l'échec fatal du basiotribe M. Budin pratique une version.

Il pénètre bien sa main dans le segment inférieur, mais l'anteversion rend la saisie des pieds presque impossible.

En vain tourne-t-on la malade sur le flanc droit, puis sur le flanc gauche, ce n'est qu'après 20 minutes au moins d'efforts pénibles et constants, que M. Budin arrive à saisir les pieds.

Il peut les abaisser. Dés lors l'opération est presque finie. M. Jeannin exerce des pesées sur l'abdomen tandis que M. Budin attire les pieds en dehors de la vulve, le tronc, puis la tête, en s'aidant de la manœuvre Champetier de Ribes,

La version a dure 40 minutes.

Ce cas nous paraît typique de contr'indication à la basiotripsie.

B. Des fibromes de l'utèrus. — Dans l'article sur le fibrome. (Tarnier et Budin) Maygrier cite une observation de Charpentier rapportée par Doléris en 1883, : gros fibrome du segment inférieur, répondant à la nuque du fœtus ; malgré l'emploi du cranioclaste, du céphalotribe, de pinces à os, il est impossible d'accoucher la femme qui meurt avec son fœtus dans le ventre.

Le basiotribe évidemment n'aurait pas mieux fait ; en tout cas ne devrait-il pas échouer qu'il faudrait s'en méfier car il traumatiserait trop la la tumeur et les voies génitales d'où sphacèle.

C. Du cancer et de toutes les rigidités du col : faisant redouter des déchirures étendues

D. De la rétraction utérine, (de l'anneau de Bandl), la principale dystocie des parties molles, c'est la rétraction de l'anneau de Bandi, et c'est elle qui dans nos trois observations a constitué l'obstacle impossible à franchir.

M. Potocki, trouve l'utérus formé de deux tumeurs et entre les deux une profonde dépression).

M. Valency mentionne (la forme en sablier).

M. Demelin a énormément de peine pour faire franchir à sa main un anneau, qui se moule autour du cou du fœtus.

Ce cran d'arrêt si puissant, l'anneau de Bandl rétracté, est caractérisé cliniquement par une saillie rentrante, à l'endroit de séparation du corps de la matrice avec le segment inférieur, et résultant de l'activité biologique du muscle.

Le resserrement de cet anneau divise nettement l'utérus en deux loges, dont la supérieure retient son contenu d'une façon quelquefois absolue.

Pour prévenir cette terrible complication, il faut en connaître les causes.

Nous ferons une simple mention des rétractions primitives de l'anneau de Bandl survenant de suite après la rupture de la poche des eaux, et quelquefois même avant, pour en arriver à l'énumération des principales causes de la rétraction secondaire.

Ce sont :

1. L'hydramnios et la surdistension utérine : l'utérus lui aussi donne là tout ou rien, il devient atone ou se tétanise.

2. La rupture prématurée des membranes.

3. La longueur du travail :

C'est parce que après une dilatation complète, le travail n'avançait pas que le docteur Landais et ses deux confrères interviennent.

C'est parce que le travail n'avançait pas, malgré des contractions subintrantes et très douloureuses, que Mme Henry, fit chloroformer sa parturiente, avant que le forceps et le basiotribe de Tarnier, ne dérapent coup sur coup.

C'est parce que la quinine et les bains chauds ne faisaient pas assez avancer le travail que M. Valency rompt la poche des eaux pour terminer l'accouchement.

4. L'aplasie des parties molles a été considérée surtout

par Litzmann et Bonnaire comme une cause de rétraction dans le bassin justo-minor.

5. Citons, en dernier lieu, la cause la plus importante à connaître puisqu'elle seule relève presque totalement de l'opérateur : les traumatismes.

Ils viendront.

a. De la rupture prématurée des membranes.

b. De toutes les manœuvres de dilatation artificielle.

On commence à revenir d'un engouement excessif pour cette précieuse intervention. La nature fait bien ce qu'elle fait, il vaut mieux lui aider que de la remplacer tout à fait : Les suites seront meilleures.

(Natura non fecit saltus), il n'y aura pas où il y aura moins de choc en retour, ici de rétraction utérine.

c. Les autres manœuvres irritatives telles que essais de version, de forceps, etc., qui dans nos trois cas ont transformé une rétraction forte assurément, est une rétraction telle, que les versions finales ont demandé l'une au moins une heure pour être menée à bien, et que les basiotribes de MM. Tarnier, Demelin et Valency ont dérapé ou emporté le morceau.

d. L'ergot de seigle, si terrible autrefois, est à présent systématiquement écarté des utérus gravides. Nous ne le citons que pour mémoire.

Conséquences opératoires.

En face d'une rétraction de l'anneau de Bandl, tout

accoucheur est en droit de se demander qui l'emportera de
la matrice ou de son poignet même armé d'un basiotribe.
Car vouloir à tout prix forcer l'obstacle serait jouer inconsi·
dérement avec la vie de la mère.

Ces difficultés viendront :

a/ De la hauteur de la présentation : d'autant plus nette
que le segment inférieur fatigué se relâche souvent quand
le corps de la matrice se tétanise. Ce dernier se contrac-
tant seul, remonte la présentation.

b/ De la mobilité de la tête : soit par défaut d'engagement,
soit par cette flaccidité du segment inférieur qui coïncide
avec la tétanisation du reste du muscle ; c'est le battant de
cloche que M. Budin a constaté sur la malade de MM. Demelin, Valency, avant de commencer la version. Cette
mobilité peut grandement gèner la perforation et la saisie
de la tête.

c/ La résistance de l'anneau : quand le basiotribe a bien
saisi la tête, qu'il l'a bien broyée, une extraordinaire résistance de l'anneau peut arrêter net l'extraction. Nos trois
observations sont typiques dans ce sens.

Dans la première, 10 forceps ne triomphent pas de cette
résistance, deux applications de basiotribe échouent.

Dans la deuxième, deux forceps ; rien ne vient, le basiotribe arrache un pariétal, entraîne un bras, puis un second
bras, mais l'anneau tient bien son fœtus, il le gardera.

Dans la troisième, trois forceps, rien, deux basiotribes
rien.

Cette résistance de l'anneau de Bandl est connue de tous
les accoucheurs. Tous ont eu l'occasion de sentir leur

main prise comme dans un étau, dans un étranglement élastique qui paralyse les mains au point de les insensibiliser.

Les ciseaux de Dubois ont quelquefois tâté sans qu'il s'en doute les doigts de l'opérateur.

Les cas types de Barbour et Barton Cook Hirst, où l'empreinte de cette rétraction ont été constatés sur le fœtus, sont reproduits dans Budin et Demelin, pages 792 et 794.

d/ La difficulté de dilatation : l'action du basiotribe est liée à une condition *sine qua non* : une dilatation suffisante pour saisir la tête. Comment l'obtenir s'il y a rétraction ?

Indépendamment de la question traumatisme irritatif, et quelle que soit la position de l'anneau, on ne peut pas songer aux dilatateurs ordinaires aussi nuls que dangereux ; la rupture utérine menace trop directement.

De même pour les incisions du col. Où s'arrêteraient-elles ?

La dilatation manuelle est évidemment la plus intelligente, la moins aveugle, mais encore !!

Supposons la tête saisie ? En tirant sur le fœtus on élonge on ne dilate pas ; plus l'anneau de contraction s'allonge plus il se rétrécit. La comparaison de l' « ayez pitié de moi jeune homme » est ici bien appropriée (1).

Le basiotribe sera donc très gêné par cette sangle musculaire, il pourra difficilement perforer et saisir une tête

______

(1) Voir Bonnaire in Th. Lavie 1902.

trop élevée, parce qu'il repoussera la présentation et le corps utérin à chaque tentative.

Le segment inférieur étiré allongera son trajet et rendra l'instrument trop court.

Pour toutes ces causes : mal placé, saisissant mal, broyant mal, le basiotribe nous l'avons vu, pourra rencontrer comme obstacle final un anneau empêchant totalement l'extraction.

Tête dernière

Sur une tête dernière non séparée du tronc, la basiotripsie est rarement conseillée. Il suffit généralement de la perforation avec le Blot, aidée de l'expression de Kritszeller. « La tête se vide comme un marron bouilli que l'on presse entre les doigts. » Bonnaire. Si on fait la basiotripsie on éprouvera quelques difficultés à bien saisir la tête. Maygrier conseille après le petit broiement de couper le cou du fœtus, le grand broiement étant plus solide quand on est débarrassé du tronc.

Sur une tête isolée du tronc, le basiotribe échoue presque toujours ; l'aide est incapable de maintenir la tête, on ne peut faire la prise, il faut le cranioclaste. Après perforation au Blot, on applique le cranioclaste et on extrait par une vigoureuse expression. Neugenbaur et Frangopoulos arrivent aux mêmes conclusions (1).

(1) Neugenbaur 1901 70 observations
Frangopoulos in Th. Lyon 1901.

CONDUITE A TENIR

Le traitement permettant de remédier aux échecs du basiotribe sera préventif ou curatif.

Préventif : la prophylaxie de ces dystocies est basée sur un diagnostic aussi précoce que possible. Les contr'indications étant posées à temps on pourra ne pas augmenter la dystocie, ne pas attendre pour intervenir dans le vrai sens que la femme se soit épuisée inutilement.

Curatif : la dystocie l'obstacle étant installé, insurmontable il faudra tourner la difficulté et extraire le fœtus par un autre moyen.

Traitement préventif : c'est connaître les contr'indications.

Etroitesse du bassin. Les basiotripsies sur des bassins de 5 ne sont plus tentées. Il y aurait trop de danger pour la mère, et pour peu qu'une dystocie molle s'ajoute à la dystocie osseuse, l'extraction pourrait être complètement impossible.

La mobilité de la tête : Par exemple dans le cas de la tête séparée du tronc. A la rigueur on pourrait réussir, mais pour cela il y a mieux que le basiotribe.

L'utérus trop dévié, comme celui que rencontra M. Budin dans l'anté-version par suite d'hysteropexie.

L'utérus trop rétracté. C'est ici que nos trois observations viennent le mieux à l'appui de notre affirmation. Tous les basiotribes de MM. Tarnier. Demelin, Valency ont vu leur action se briser contre les effets de retraction d'un anneau de Bandl se resserrant d'autant plus qu'on le forçait davantage.

Traitement curatif : Le basiotribe a été impuissant, il n'a pu vaincre les résistances osseuses ou molles qui s'opposent à la sortie du fœtus.

Il faut :

Prendre patience : la nature peut achever le travail, nous revenons à la « céphalotripsie répétée sans tractions » de Pajot.

Aider cette nature : en calmant la tétanisation du muscle ; le repos, le chloral, le laudanum, la morphine, relâcheront l'anneau de Brandl, permettront peut-être au basiotribe de revenir logiquement sur le champ opératoire, mais toujours à d'autres manœuvres plus efficaces de terminer l'accouchement.

Employer le cranioclaste : si on a une tête facile à atteindre, et assez résistante pour que, une fois saisie, l'instrument n'emporte pas le morceau, et, si d'autre part, on suppose que l'anneau de Brandl est assez relâché, pour que sans dilatation manuelle, le tronc vienne après la tête broyée. La tête se moulera à la filière pelvienne, l'extraction sera peut-être longue, mais elle se fera.

La version sera la manœuvre type réussissant dans les cas les plus désespérés.

La prise est solide, elle sera sentie, « l'œil que tout gynécologue doit avoir au bout du doigt », analysera la nature de la dystocie, fera proportionner la forme déployée dans les limites du nécessaire, et éviter les à-coup irritatifs et dangereux.

La main, introduite, aggrandira le passage du fœtus, l'accommodera, le modèlera, dans le sens de ce passage.

Cette main, pendant l'extraction, éprouvera les résistances du canal pelvi-génital, avant d'y engager le fœtus, profitant des relâchements du muscle, s'arrêtant lorsqu'elle le sent surrexité. Elle dosera ses manœuvres sur les indications de chaque instant.

La version pourra s'accompagner, si besoin, de l'éviscération, comme M. Demelin l'a pratiquée dans notre première observation.

La cranioclasie et la version iront, bien entendu de pair avec la médication sédative.

Enfin dans l'hypothèse où tout serait impuissant ; si la femme est encore en état de supporter une intervention sanglante, la laparotomie est la dernière ressource de l'accoucheur.

CONCLUSIONS

1° Le bariotribe de Tarnier est un excellent instrument, dans l'immense majorité des cas, son emploi est couronné de succès. Cependant, dans quelques conditions tout à fait exceptionnelles, il a pu échouer.

2° Ces conditions peuvent être créées par des éléments divers. En pratique, on doit tenir compte, presque uniquement, de la rétraction de l'anneau de Brandl. C'est cette cause de dystocie qu'il faut incriminer dans les trois observations rapportées dans cette thèse.

3° Les échecs seront très rares, si l'on a soin de bien poser les indications et contre-indications de la basiotripsie : il est des cas où il faut savoir ne pas pratiquer cette intervention ; par exemple, s'il s'agit d'un rétrécissement extrème du bassin, ou d'une volumineuse tumeur pelvienne.

4° Quand le bariotribe a échoué, on aura recours le plus souvent à la version, aidée au besoin de l'éviscération. On ne devra opérer, suivant le conseil du Pr Budin, qu'après avoir fait céder (par le traitement sédatif) la résistance de l'anneau de Bandl.

Bibliographie.

1880. — Nicola. — Contributio allo studio del modo de agire del
cranioclasta del Braun. *Annali d'obstétrico*, 1880, p. 442.

1883. — Basilysis for Dystocia from Hypertrophic, élongation
of the cervix uteri. *Edimburg Obst. Society*, 10 janvier 1883.

1883. — Tarnier. — Le basiotribe, *Académie de Médecine*, 11 décembre 1883.

1884. — Auvard. — De la pince à os et du cranioclaste. *Thès
Paris*, 1884.

1884. — Truzzi. — Sul basiotribo Tarnier. *Studi ed experienze*.
Milan, 1884.

1884. — Bar. — *Progrès méd.*, décembre 1884, le Basotribe.

1885. — Th. Bonnaire. — Paris, Basiotripsie.

1885. — Pinard. — Le basiotribe Tarnier. *Ann. de gyn.*, janvier
1885.

1885. — Pugliati. — Il basiotribo Tarnier. 1881.

1888. — Lauro. — Cephalotripsia, basiotripsia et cranoclasti
Napoli, 1888.
1889. — Bar. — Embryotomie céphalique. Paris, 1889.
1898. — Th. Chéron. — Anneau de Bandi et Version. Paris.
1898. — *Bulletin de la Société obstétricale de France,*
1901. — Frangopoulos. — *Th. Lyon.*
1901. — Neugenbaur, 1901.
1902. — Th. Lavie. Paris, 1901.
1904. — Budin et Demelin, Paris, 1904.
1904. — *Bulletin de la Société obstétricale de France.*

Paris. — Imprimerie de l'Institut de Bibliographie. — III-1904. — N° 1446

9 782019 259860